MÉMOIRE

SUR LA

NATURALISATION

DES

ARBRES FORESTIERS

DE L'AMÉRIQUE SEPTENTRIONALE.

Extrait des *Mémoires de la Société du département de la Seine*, tome VII.

MÉMOIRE

SUR LA

NATURALISATION

DES

ARBRES FORESTIERS

DE L'AMÉRIQUE SEPTENTRIONALE,

Dans lequel on indique ce que l'ancien Gouvernement avoit fait pour arriver à ce but, et les moyens qu'il conviendroit d'employer pour y parvenir; suivi d'un Tableau raisonné des arbres de ce pays, comparés avec ceux que produit la France;

PAR F. A. MICHAUX.

DE L'IMPRIMERIE DE MADAME HUZARD.

A PARIS,

Chez LEVRAULT, SCHOEL et compagnie, rue de Seine, faubourg Saint-Germain, Hôtel de la Rochefoucault.

AN XIII — 1805.

MÉMOIRE

SUR LA

NATURALISATION

DES

ARBRES FORESTIERS

DE L'AMÉRIQUE SEPTENTRIONALE,

Dans lequel on indique ce que l'ancien
Gouvernement avoit fait pour enrichir à ce[illegible]
[illegible]
[illegible]
[illegible]
avec ceux que produit la France;

PAR F. A. MICHAUX.

A PARIS,

[illegible]

AN XIII — 1805.

MÉMOIRE
SUR LA
NATURALISATION
DES
ARBRES FORESTIERS
DE L'AMÉRIQUE SEPTENTRIONALE,

Dans lequel on indique ce que l'ancien Gouvernement avoit fait pour arriver à ce but, et les moyens qu'il conviendroit d'employer pour y parvenir; suivi d'un tableau raisonné des Arbres de ce pays, comparés avec ceux que produit la France;

Par F. A. Michaux.

Les heureux succès qui furent le résultat des tentatives de *Malesherbes* et de *Duhamel*, pour naturaliser en France différentes espèces d'arbres forestiers de l'Amérique septentrionale, engagea plusieurs personnes à imiter leur exemple; mais ce ne fut véritablement qu'après la guerre de l'Indépendance Américaine que ces sortes de culture, qui n'avoient jusqu'alors été considérées que comme objet de pur agrément, commencèrent à l'être sous le point de vue d'une utilité réelle. On fut amené à cette considération importante par les informations successives qu'on reçut des États-Unis, qui, à cette époque, se trouvèrent en relation directe avec la France. L'ancien Gouvernement s'étant fait rendre compte de ces tentatives particulières, apprécia bientôt l'importance qui pourroit résulter, pour les constructions civiles et maritimes, de l'introduction dans nos forêts d'un grand nombre d'arbres exotiques très-propres à ces différens usages : il s'occupa donc, dès 1784, de rechercher les moyens les plus convenables de réaliser ce projet, et ce fut M. le comte d'*Angivillier* qui fut chargé de l'exécution. On choisit le parc de Rambouillet pour faire les semis en grand, et répartir ensuite les jeunes plants sur les différens points de la France : *Nolin* et M. *Lezermes* furent chargés de la direction de ces pépinières. Ce fut avec raison qu'on jugea insuffisante la voie du commerce pour se procurer, aussi abondamment que cela devenoit nécessaire, les graines et les plants dont on avoit besoin, d'autant plus que ce qu'on avoit obtenu jusqu'alors, étoit venu par la voie d'Angleterre, et coûtoit extrêmement cher. On se décida donc à envoyer en Amérique une personne pour faire passer en France ces différens objets. Mon père, qui arrivoit alors de l'Asie, fut chargé de cette mission : il s'embarqua le 25 Août 1785, pour New-Yorck, où il arriva le premier Octobre suivant, accompagné d'un garçon jardinier qui lui avoit été donné par M. *Thouin.*

Quoique ce voyage parut seulement avoir pour but d'introduire en France des arbres utiles, cependant on avoit des ordres particuliers d'envoyer tous les arbrisseaux et arbustes qui pouvoient servir à décorer les jardins de Sa Majesté. Cet article fut même spécialement recommandé comme devant faire jouir promptement du voyage entrepris, attendu que ces arbustes envoyés en nature peuvent donner des fleurs dès la deuxième année de leur transplantation en Europe.

On avoit pensé, avec raison, que la formation d'une pépinière près New-Yorck seroit extrêmement utile pour élever de jeunes plants d'une belle venue, qui devoient ensuite être envoyés en France la seconde ou troisième année; car il est rare de trouver de bons plants dans les forêts, où ils sont détruits par l'incendie qui y a lieu presque tous les ans, et par les bestiaux qui y séjournent constamment pendant sept à huit mois de l'année. Cette pépinière, établie dans le New-Jersey, fut aussi destinée à être le dépôt de toutes les graines qui seroient récoltées dans l'intérieur du pays, pour être de-là envoyées en France à la première occasion.

En 1788, mon père se rendit à Charlestown, dans la Caroline méridionale, éloignée de cent cinquante myriamètres (trois cent lieues) de New-Yorck, et y forma également, à l'instar de celle de New-Jersey, une pépiniére, qui, depuis, est devenue remarquable par la vaste collection d'arbres, d'arbustes, et de plantes qu'il y avoit rassemblés. Ce fut le fruit de plus de soixante voyages dans l'intérieur du Continent, dont il a reconnu la majeure partie des productions végétales, notamment les arbres et les arbustes qui croissent dans une étendue de plus de cinq cent myriamètres (mille lieues) de pays.

Depuis 1786 jusqu'en 1791, c'est-à-dire pendant cinq années consécutives, les envois qui furent faits en France, soit de New-Yorck, soit de Charlestown, furent très-considérables; et il n'est pas douteux que le plus brillant succès auroit couronné cette entreprise, si on eût apporté en France la centième partie des soins que nous nous donnâmes en Amérique, et si l'on n'eût pas distrait de leur destination la majeure partie des objets envoyés. Mais il en étoit bien autrement; à leur arrivée à Versailles, on les distribuoit en abondance à des seigneurs, ou à des particuliers, qui en garnissoient leurs maisons de campagne; quelquefois même la moitié de ce que l'on recevoit, passoit en Allemagne pour les jardins de l'Empereur d'Autriche; enfin la plus petite partie étoit envoyée à Rambouillet.

Il paroît au premier coup-d'œil, et il n'est que trop vrai, que les dépenses qu'ont occasionnées ce voyage, et le fruit de tant de peines et de fatigues, ont été en pure perte, puisque le but d'utilité générale qui devoit en résulter, est bien loin d'avoir été rempli. Cependant, s'il est bien reconnu que la naturalisation des arbres forestiers de l'Amérique septentrionale, peut devenir très-avantageuse à la France; il importe d'en démontrer la possibilité. La difficulté consiste principalement dans les points suivans, que nous allons examiner successivement.

1°. La réussite en France des arbres forestiers de l'Amérique septentrionale.

2°. Le choix des espèces qui, convenant le mieux à notre climat, fournissent la meilleure qu lité de bois.

3°. La marche à suivre pour se procurer les plants et les graines, et pour les faire parvenir en France en bon état.

4°. Les dépenses qu'entraîneroit cette entreprise.

Réussite des Arbres forestiers de l'Amérique septentrionale.

Cette réussite ne peut plus être contestée; il suffit, pour en être convaincu, de parcourir les anciens domaines de M. le maréchal de Nouailles, à Saint-Germain; ceux de *Malesherbes* et de *Duhamel;* les jardins de Trianon et de Rambouillet. On y trouvera des arbres, dont l'acquisition est la plus désirée, qui ont huit à dix mètres (vingt-cinq et trente pieds) de haut. D'un autre côté, les pépinières de Trianon, de la Malmaison, et de M. *Cels*, renferment en abondance de jeunes plants de différentes espèces de chênes, de noyers et d'érables, fruit de mon dernier voyage, qui poussent avec la même vigueur que dans leur pays natal. Au reste, cela ne paroîtra pas extraordinaire, si l'on considère que le climat est si rigoureux en hiver dans la partie de l'Amérique septentrionale, d'où je les ai tirés, que la Delaware et la rivière du Nord, qui baignent Philadelphie et New-Yorck, où elles sont deux fois plus larges que la Seine, gêlent tous les ans, pendant un ou deux mois, quoique ces deux villes soient situées à huit et neuf degrés plus au sud que Paris. Cependant, comme la masse des forêts qui couvrent les États-Unis dans une étendue de plus de deux cent myriamètres (quatre cent lieues) du nord-est au sud-ouest, offre un bien plus grand nombre d'espèces d'arbres que la France, on pourroit attribuer cette supériorité à ce que la moitié de ce pays se trouve situé plus au sud (les États-Unis sont situés entre les quarante-cinquième et trente-unième degrés de latitude, tandis que la France est comprise entre les cinquantième et quarante-deuxième degrés); mais cette différence, ainsi qu'on l'a vu plus haut, est réduite à peu de chose par l'intensité du froid, bien plus fort dans l'Amérique septentrionale qu'en Europe, sous les mêmes latitudes; et véritablement cette différence ne se fait remarquer que dans la partie basse et maritime des trois États méridionaux; car dans ces mêmes États on retrouve à trente myriamétres (plus de soixante lieues) de la mer, la presque totalité des arbres forestiers qui croissent aux environs de Philadelphie ; mais ce qui doit sur-tout fixer notre attention, c'est que les arbres, même de la partie basse et maritime des États méridionaux, viendroient très-bien, non-seulement dans nos Départemens du midi, mais même dans ceux de l'ouest ; c'est ce que prouve, d'une manière évidente, l'existence d'un *magnolia grandiflora* de plus de dix mètres (trente pieds) de haut, qui se trouve près de Nantes, et qui supporte, depuis plus de vingt-cinq ans, les froids rigoureux de cette partie de la France. J'ajouterai que des quatorze espèces d'arbres au-dessus de treize mètres (quarante pieds), qu'on ne trouve que dans cette partie des États du sud, il est déjà prouvé qu'il y en a sept qui viennent très-bien à Paris et dans les environs ; je ferai remarquer, à l'appui de cette assertion, qu'on voit à Trianon un chêne-saule planté depuis plus de quarante ans, et qui a parfaitement résisté à nos hivers. Il en est de même du *quercus prinus palustris*, dont les jeunes plants que j'ai rapporté, n'ont pas été attaqués de la gelée depuis trois ans, ainsi que ceux du *quercus lyrata*, du *quercus phellos*, du *quercus aquatica*, du *po-*

pulus Caroliniana, etc.; et je ne vois véritablement, parmi tous les arbres de ce pays, que deux espèces qui ne pourroient être naturalisées que dans nos Départemens méridionaux, savoir : le chêne vert et le *pinus palustris*.

J'ajouterai ici une remarque qui n'est pas sans intérêt, c'est que dans les États du nord, la richesse végétale consiste principalement dans les arbres de haute-futaie de première et deuxième grandeur, tandis que les États méridionaux nous offrent une plus grande variété d'arbrisseaux et d'arbustes.

Choix des espèces.

Je crois qu'il conviendroit d'abord de porter son attention sur celles reconnues comme fournissant des bois de bonne qualité; et surtout celles qui, possédant cet avantage, sont susceptibles, par leur nature, de venir dans des terreins arides ou aquatiques. Elles pourroient, à la longue, remplacer les arbres de la France, qui donnent des bois peu estimés qui viennent dans ces sortes de sol, qui souvent même restent incultes faute de végétaux indigènes qui puissent y croître. Par exemple, dans la colonne du tableau ci-joint, où sont indiquées les espèces à bois dur, on trouvera parmi les vingt espèces de chênes et les treize de noyers qui y sont comprises, plusieurs d'entr'elles qui peuvent prospérer dans toutes sortes de sol, avantage qu'on ne sauroit trop apprécier. Cette considération ne doit pas cependant faire exclure les arbres à bois léger, qui, par cela même qu'ils sont doués de cette propriété, conviennent aux ouvrages qui les requièrent. Dans la colonne où ces dernières espèces sont rangées, il s'en trouve plusieurs qui méritent particulièrement de fixer notre attention. Je citerai, à l'appui de cette assertion, M. *Fénille* (*Mémoires sur l'Administration forestière*, tome II, page 302), qui rapporte avoir observé à Malesherbes un platane (*platanus Occidentalis*), de l'âge de vingt-cinq ans, qui avoit à un mètre (trois pieds) de terre, un mètre soixante-douze centimètres (cinq pieds trois pouces) de tour, et dont la tige bien filée, pouvoit avoir quinze mètres (quarante-cinq pieds) de hauteur; un peuplier de Caroline, de l'âge de vingt-quatre ans, également observé à Malesherbes, qui avoit plus de deux mètres (six pieds trois pouces) de circonférence. M. *Fenille* ajoute avoir vu à Moret un peuplier de Virginie, qui, en onze ans, avoit acquis un mètre cinquante-sept centimètres (cinq pieds moins deux pouces) de tour, et dont les branches s'étendoient à-peu-près de cinq mètres (quinze pieds) en tout sens. C'est, dit-il, la croissance la plus extraordinaire que j'aie jamais observée.

Je ne crois pas que nous possédions en France des arbres de ce genre, susceptibles d'un accroissement aussi rapide. Il y auroit, d'ailleurs, un moyen simple de guider, jusqu'à un certain point, la préférence à accorder à certains arbres : ce moyen consisteroit à rassembler des échantillons de bois d'Amérique assez gros pour que la Société d'Agriculture de Paris, ou l'Administration forestière, fissent faire des expériences tendantes à constater leurs qualités particulières. Mon père, pendant son séjour dans les États-Unis, s'étoit occupé de ce travail. Il avoit rassemblé plus d'une centaine d'échantillons pris sur des arbres et arbrisseaux adultes. Lors de son retour en Europe, il laissa cette collection précieuse, qu'il espéroit rendre plus complète à son second voyage : j'avois reçu ordre de l'envoyer en France ; mais, l'ayant trouvée en partie dispersée et les étiquettes détachées, je ne crus pas devoir m'en charger, vu qu'il auroit été presqu'impossible de rattacher leurs qualités respectives aux espèces d'où ils provenoient. On devra donc, jusqu'à ce qu'on puisse faire ces essais, s'en tenir, ainsi que je l'ai dit plus haut, à la distribution que j'ai établie dans les Tableaux que je soumets à la Société, d'après la réputation reconnue dans le pays, des différentes sortes de bois, et les observations que j'ai été à portée de faire à cet égard.

Sur la marche à suivre pour se procurer les Plants et les Graines, et pour les faire passer en France.

Cette troisième section embrasse les moyens les plus convenables pour se procurer les plants et les graines, ainsi que les circonstances qui concourent aux succès des récoltes, et leur arrivée en France en bon état. Le Ministre de l'Intérieur, tout en appréciant l'utilité qui pouvoit en résulter pour la France, arrêta cependant, en l'an IX, la suppression des deux pépinières dont il a été question; il avoit pensé que la voie du commerce étoit suffisante pour remplir le but auquel elles avoient été destinées. Je fus chargé, en conséquence, après avoir veillé à l'aliénation de ces deux établissemens, de parcourir les principales villes du nord, à l'effet de mettre les pépiniéristes, qui y sont établis, en relation avec la section du Ministère de l'Intérieur, qui avoit dans son département les pépinières nationales. Sous ce rapport mes recherches n'ont pas eu, à beaucoup près, les succès qu'on en avoit espérés.

A Charleston, la chaleur extrême du climat en été, et la pauvreté du sol, s'opposent presqu'entièrement à l'existence des arbres fruitiers, de sorte qu'aucun pépiniériste ne s'y est établi pour ce commerce ; et, d'un autre côté, les dépenses de toute nature y sont si élevées, que celui des arbres et arbustes du pays pour être envoyés en Europe, ne pourroit jamais compenser celles qu'il entraîneroit.

A New-Yorck, il n'existe que deux pépiniéristes, qui s'occupent exclusivement de la vente des arbres fruitiers qu'ils tirent d'Angleterre. Les graines forestières qui leur sont demandées d'Europe, leur sont fournies par le jardinier françois Saunier, qui réside sur la pépinière du New-Jersey, qu'il regarde actuellement comme sa propriété ; il a converti cette pépinière en petite ferme, dont les produits lui servent à élever sa nombreuse famille, et où il ne cultive, outre les grains d'Europe, que des peupliers d'Italie, très-recherchés des Américains.

A Philadelphie, les frères Bartrams ont presqu'entièrement cessé leur commerce, et on ne trouve auprès de cette grande ville qu'une misérable pépinière d'arbres fruitiers.

A Baltimore, un pépiniériste, nommé Eller, fait quelques envois en Europe, mais fort peu considérables.

En un mot, cette partie du commerce des pépiniéristes Américains ne peut être que très-secondaire ; car ils n'envoient que ce qu'ils récoltent aux environs des villes où ils résident, leurs bénéfices n'étant pas assez considérables pour les couvrir des dépenses que nécessiteroient les voyages dans l'intérieur du pays, et les dédommager du tort que leur absence pourroit occasionner à leurs affaires. Ainsi, on ne peut compter sur ces ressources, qui sont même insuffisantes pour satisfaire aux demandes des pépiniéristes françois, pour peu qu'ils veuillent avoir des espèces variées. C'est d'ailleurs par quintaux, et non par livres, qu'il faut faire venir les graines les plus importantes, pour parvenir le plus promptement possible à de grands résultats.

Je suis donc convaincu que, pour remplir

ce but, il est indispensable d'avoir dans le pays une personne exclusivement chargée de réunir en grand ces collections, et je vais donner un aperçu des détails que comporte une semblable mission.

Il faut d'abord plusieurs années de séjour pour acquérir l'expérience indispensable pour la réussite de ce travail : avant ce temps on ne s'en acquitteroit que très-imparfaitement, en faisant les mêmes dépenses; il est également indispensable de savoir la langue angloise; il faut voyager tous les ans, pendant le printemps et l'été, pour reconnoître les endroits des forêts où on peut récolter l'automne suivant telles ou telles espèces, et revenir à cette époque, car il ne seroit pas prudent de s'en rapporter aux gens du pays, sur la parole et les soins desquels on ne peut pas compter; il faudra encore que l'expérience apprenne quelles sont les graines qui exigent des soins particuliers pour en assurer la conservation. Je citerai, par exemple, les glands du *quercus obtusiloba* et du *quercus virens*, etc.; parvenus à leur maturité, ils germent souvent sur l'arbre après la pluie, ou bien encore se dessèchent tellement, deux ou trois jours après être tombés, qu'ils ne valent plus rien; tandis que ceux du *quercus falcata* et du *quercus aquatica* conservent bien leur faculté germinative pendant deux ou trois mois, en ayant soin seulement de ne pas les laisser exposés au soleil. L'époque de la maturité, qui varie aussi beaucoup suivant les espèces de chênes, de noyers, d'érables, etc., multiplie extrêmement les allées et venues, et les dépenses qui en sont la suite. Enfin, l'emballage des graines demande la plus grande attention, et doit être différent suivant leur nature; ainsi, par exemple, si on emballoit les glands du *quercus alba* et du *quercus prinus palustris* comme ceux du *quercus tinctoria* et du *quercus rubra*, les premiers se trouveroient avoir, à l'ouverture des caisses, des radicules de dix-sept centimètres (six pouces) de longueur, et tellement entrelacées, qu'il seroit à-peu-près impossible de les séparer; tandis que les germes des autres n'auroient que six à huit millimètres (trois à quatre lignes), condition la plus favorable pour être plantés, sans risque d'en perdre un sur cent.

L'arrivée en bon état des envois dépend encore en grande partie de l'endroit où les caisses sont placées dans le navire; l'entrepont est le lieu le plus convenable pour que les graines fraîches ne s'échauffent pas, ce qui auroit lieu infailliblement si elles étoient à fond de cale ; lorsqu'il n'y a pas d'entrepont, elles doivent être placées sur la cargaison. Ces précautions sont indispensables : aussi est-il important de se trouver autant que possible à l'embarquement, et de ne pas s'en rapporter pour cela aux capitaines.

Aperçu de la dépense à laquelle pourroit s'élever un nouveau voyage en Amérique, en supposant que l'Administration forestière voulût mettre à exécution ce projet de naturalisation.

D'après la connoissance particulière que j'ai du pays, je crois qu'avec une somme de huit mille francs, appointemens compris, une personne qui réuniroit les conditions dont nous venons de parler, pourroit faire face à toutes les dépenses qu'exigeroit ce voyage. C'est à l'Administration forestière à juger si ce léger sacrifice, continué pendant quatre à cinq ans, ne seroit pas bien compensé par les avantages qui devroient résulter pour l'Empire françois d'une entreprise si digne de figurer parmi les établissemens d'utilité publique qui honorent le règne de NAPOLÉON Ier.

Tableau raisonné des Arbres de treize à quarante mètres (quarante à cent vingt pieds) de hauteur, de l'Amérique Septentrionale, et notamment des États-Unis, qu'on pourroit naturaliser en France avec avantage.

(Voyez ce tableau ci-contre.)

Tableau de ces mêmes Arbres considérés sous le rapport des différentes parties des États-Unis, où ils croissent plus spécialement.

Arbres particuliers aux États du nord, qui comprennent New-Hampshire, Massachusset, Connecticut, Rhod-Island, New-Yorck, Vermont, New-Jersey, Pensylvanie, Maryland, le Delaware, la Haute-Virginie et les États de l'ouest, Kentucky, Tenessée et Ohio, savoir :

Acer glaucum.
Acer saccharinum.
Betula nigra.
Betula papirifera.
Betula populifolia.
Cupressus thioides.
Fagus vesca.
Fraxinus quadrangulata.
Gleditsia triacanthos.
Gymnocladus Canadensis (*bonduc*).
Morus rubra.
Pinus abies balsamea.
Pinus abies hemlock.
Pinus larix.
Pinus strobus.
Populus balsamifera.
Populus deltoides.
Populus heterophilla.
Quercus coccinea.
Quercus imbricaria.
Quercus palustris.

Quercus Pensylvanica.
Quercus prinus acuminata.
Quercus prinus monticola.
Quercus prinus velutina.
Quercus rubra.
Robinia pseudo-acacia.
Thuya Occidentalis.
Tillia Americana.
Ulmus Americana.
Plus, quatre espèces de noyers.

Total. . . . 34

Arbres qui se trouvent tant dans les États du nord que dans ceux du sud, savoir les deux Carolines et la Géorgie.

Acer negundo.
Acer rubrum.
Aesculus lutæa.
Carpinus Americana.
Celtis crassifolia.
Celtis Occidentalis.
Cornus Florida.
Cupressus disticha.
Diospiros Virginiana.
Fagus sylvestris.
Fraxinus epiptera.
Fraxinus platicarpa.
Juniperus Virginiana.
Laurus sassafras.
Liquidambar styraciflua.
Liriodendron tulipifera.
Magnolia acuminata.
Magnolia auriculata.
Nyssa villosa s. montana.
Pinus Canadensis.
Pinus tæda.
Platanus Occidentalis.
Populus nigra.
Prunus cerasus.
Quercus alba.
Quercus falcata.
Quercus Holstonia.
Quercus macrocarpa.
Quercus obtusiloba.
Quercus tinctoria.
Quercus triloba.
Ulmus fulva.
Plus, dix espèces de noyers.

Total. . . . 42

Arbres qui se trouvent seulement dans la partie méridionale et maritime des États du sud, les deux Carolines et la Géorgie.

Corypha palma.
Deux espèces de noyers.

Gleditsia monosperma.	Quercus aquatica.
Gordonia lasyanthus.	Quercus lyrata.
Magnolia grandiflora.	Quercus phellos.
Nyssa angulisans.	Quercus prinus palustris.
Pinus palustris.	Quercus virens.
Populus Caroliniana.	Total. . . . 14

Ces mêmes quatre-vingt-dix espèces d'Arbres considérées sous le rapport du sol où ils croissent.

Sol de médiocre qualité, pierreux ou montueux.

Acer glaucum.	Quercus alba.
Acer saccharinum.	Quercus coccinea.
Betula nigra.	Quercus falcata.
Betula papyrifera.	Quercus Holstonia.
Betula populifolia,	Quercus imbricaria.
Carpinus Americana.	Quercus Pensylvanica.
Cornus Florida.	Quercus prinus acuminata.
Diospiros Virginiana.	Quercus rubra.
Fagus vesca.	Quercus tinctoria.
Laurus sassafras.	Quercus triloba.
Liquidambar styracyflua.	Robinia pseudo-acacia.
Pinus abies balsamea.	Thuya Occidentalis.
Pinus abies hemlock.	Tillia Americana.
Pinus Canadensis.	Ulmus Americana.
Pinus strobus.	Ulmus fulva.
Pinus tæda.	Huit espèces de noyers.
Prunus cerasus.	Total. . . . 40

Lieux aquatiques ou très-humides.

Acer rubrum.	Cupressus disticha.

Cupressus thioides.
Fraxinus epiptera.
Fraxinus platicarpa.
Gleditsia monosperma.
Gordonia lasyanthus.
Juglans pacane.
Juglans shell barked hickery, et deux nouvelles espèces du Midi.
Larix Americana.
Nyssa angulisans.
Nyssa villosa.
Populus balsamifera.
Populus Caroliniana.
Populus deltoides.
Populus heterophilla.
Populus nigra.
Quercus aquatica.
Quercus lyrata.
Quercus palustris.
Quercus phellos.
Quercus velutina.

Total. . . . 24

Sol frais et fertile.

Acer negundo.
Aesculus lutea.
Celtis crassifolia.
Celtis Occidentalis.
Fagus sylvestris.
Fraxinus quadrangulata.
Gleditsia triacanthos.
Gymnocladus Canadensis (*bonduc*).
Juglans, deux espèces, dont juglans hickery.
Liriodendron tulipifera.
Magnolia acuminata.
Magnolia auriculata.
Magnolia grandiflora.
Morus rubra.
Platanus Occidentalis.
Quercus macrocarpa.
Quercus prinus palustris.

Total. . . . 18

Sol sablonneux ou rocailleux.

Corypha palma.
Juglans, deux espèces.
Juniperus Virginiana.
Pinus palustris.
Quercus obtusiloba.
Quercus prinus monticola.
Quercus virens.

Total. . . . 8

Ces mêmes quatre-vingt-dix espèces d'Arbres considérées sous le rapport des qualités des bois qu'elles présentent.

Arbres à bois dur propre à la charpente, aux constructions maritimes et au charronnage.

Carpinus Americana.
Celtis Occidentalis.
Cornus Florida.
Diospiros Virginiana.
Fagus vesca.
Fraxinus, trois espèces.
Gleditsia monosperma.
Gleditsia triacanthos.
Juniperus Virginiana.
Laurus sassafras.
Morus rubra.
Nissa villosa (montana).
Prunus cerasus.
Quercus alba.
Quercus aquatica.
Quercus coccinea.
Quercus falcata.
Quercus Holstonia.
Quercus imbricaria.
Quercus lyrata.
Quercus macrocarpa.
Quercus obtusiloba.
Quercus palustris.
Quercus Pensylvanica.
Quercus phellos.
Quercus prinus acuminata.
Quercus prinus monticola.
Quercus prinus palustris.
Quercus prinus velutina.
Quercus rubra.
Quercus tinctoria
Quercus triloba.
Quercus virens.
Robinia pseudo-acacia.
Thuya Occidentalis.
Ulmus Americana.
Ulmus fulva.
Plus, treize espèces de noyers.

Total. . . . 51

Arbres à bois léger dans différens degrés.

Acer glaucum.
Acer negundo.
Acer rubrum.
Acer saccharinum.

Aesculus lutea.
Betula nigra.
Betula papirifera.
Betula populifolia.
Celtis crassifolia.
Corypha palma.
Cupressus disticha.
Cupressus thyoides.
Fagus sylvestris.
Gordonia lasyanthus.
Gymnocladus Canadensis (*bonduc*).
Juglans, trois espèces.
Larix Américana.
Liquidambar styracyflua.
Liriodendron tulipifera.
Magnolia acuminata.
Magnolia auriculata.
Magnolia grandiflora.
Nyssa angulisans.
Pinus abies balsamea.
Pinus abies hemlock.
Pinus palustris.
Pinus rigida.
Pinus strobus.
Pinus tæda.
Platanus Occidentalis.
Populus balsamifera.
Populus Caroliniana.
Populus deltoides.
Populus heterophilla.
Populus nigra.
Tillia Americana.

Total. . . 39

Arbres qui, parvenus à l'âge adulte, ont le plus ordinairement leurs troncs dégarnis de branches jusqu'à douze et treize mètres (trente-cinq et quarante pieds) de terre.

Acer saccharinum.
Aesculus lutea.
Corypha palma.
Cupressus disticha.
Fagus sylvestris.
Fagus vesca.
Gleditsia monosperma.
Gymnocladus Canadensis (*bonduc*).
Liquidambar styracyflua.
Liriodendron tulipifera.
Magnolia acuminata.
Magnolia grandiflora.
Nyssa angulisans.

Pinus balsamea.
Pinus palustris.
Pinus strobus.
Pinus tæda.
Populus balsamifera.
Populus Caroliniana.
Populus nigra.
Quercus alba.
Quercus coccinea.
Quercus falcata.
Quercus lyrata.
Quercus prinus acuminata.
Quercus prinus palustris.
Quercus prinus velutina.
Quercus rubra.
Quercus tinctoria.
Ulmus Americana.
Ulmus fulva.

Total. . . . 41

Arbres à naturaliser, classés suivant leur degré d'importance.

Première Classe.

Cornus Florida.
Cupressus disticha.
Diospiros Virginiana.
Gleditsia monosperma.
Gleditsia triacanthos.
Juniperus Virginiana.
Pinus larix.
Pinus strobus.
Prunus cerasus.
Quercus alba.
Quercus coccinea.
Quercus lyrata.
Quercus obtusiloba.
Quercus prinus monticola.
Quercus prinus palustris.
Quercus prinus velutina.
Quercus rubra.
Quercus tinctoria.
Quercus virens.
Robinia pseudo-acacia.
Thuya Occidentalis.
Ulmus Americana.
Ulmus fulva.
Treize espèces de noyers, dont juglans hickery et juglans pignut.

Total. . . . 36

IIe. Classe.

Bouleaux, trois espèces.
Carpinus Americana.
Chênes, dix espèces.
Érables, cinq espèces.

Fagus sylvestris.	Peupliers, cinq espèces.
Fraxinus, trois espèces.	Platanus Occidentalis.
Morus rubra.	
	Total. . . . 30

IIIe. Classe.

Celtis, deux espèces.	Laurus sassafras.
Cupressus thyoides.	Liriodendron tulipifera.
Gymnocladus Canadensis.	Pinus, cinq espèces.
Juglans, trois espèces.	Total. . . . 14

IVe. Classe.

Aesculus lutea.	Magnolia grandiflora.
Gordonia lasyanthus.	Nyssa angulisans.
Liquidambar styracyflua.	Nyssa villosa.
Magnolia acuminata.	Tillia Americana.
Magnolia auriculata.	
	Total. . . . 9

Comparaison des Arbres de l'Amérique Septentrionale avec ceux que produit la France.

Suivant un mémoire de M. *Thouin*, inséré parmi ceux de la Société royale d'Agriculture, trimestre d'hiver 1786, il n'existe en France que trente-sept espèces d'arbres qui s'élèvent au-dessus de dix mètres (trente pieds) : dans l'Amérique septentrionale il en existe quatre-vingt-dix au-dessus de treize mètres (quarante pieds).

Des trente-sept espèces que nous possédons,

il n'y en a, suivant l'auteur du même mémoire, que dix-huit qui servent à former la masse de nos forêts : on vient de voir que ce nombre est de quatre-vingt-dix en Amérique ; ainsi la différence est de soixante-douze.

Des dix-huit espèces qui constituent nos forêts, seize croissent dans toutes les parties de la France, et deux dans le midi seulement : dans les États-Unis on peut en compter soixante-seize, qui se trouvent tant dans le nord que dans le sud, et qui peuvent supporter un froid égal à celui qui se fait sentir dans le nord de l'Allemagne ; et des quatorze arbres particuliers à la partie méridionale et maritime des États du sud, j'ai fait voir qu'il y en avoit sept qui supportoient très-bien la température du milieu de la France.

Des dix-huit espèces naturelles à la France, treize viennent dans des terreins de médiocre qualité, sablonneux, pierreux ou montagneux ; savoir : trois chênes, cinq arbres résineux, un charme, un châtaigner, un bouleau, un hêtre et un tilleul ; en Amérique, dans des terreins analogues, le nombre est de quarante, savoir : deux érables, cinq arbres résineux, neuf espèces de chênes, huit noyers, trois bouleaux et autres espèces uniques.

En France, les cinq autres arbres formant le complément des dix-huit, croissent dans des terreins frais ou humides, savoir : deux peupliers, un érable, un frêne et un aulne ; en Amérique, dans un sol analogue, le nombre est de vingt-quatre, savoir : cinq chênes, quatre noyers, cinq peupliers, deux cyprès, deux frênes, deux nissa, un érable ; le reste composé d'espèces particulières.

En Amérique, dans des terreins fertiles, on trouve principalement dix-huit espèces d'arbres. Dans le mémoire cité, aucune espèce n'a été indiquée, parce qu'en France ces terres ont été défrichées.

De nos dix-huit espèces d'arbres, on peut à la rigueur porter le nombre de ceux propres à la charpente et aux constructions maritime et civile à sept ; plus, deux ormes.

L'Amérique en compte cinquante-un, dont vingt espèces de chênes, treize de noyers, deux ormes, etc.

RAPPORT

Fait à la Société, dans sa Séance du 22 Ventose an XIII, sur le projet de M. Michaux, *relatif à la naturalisation des Arbres forestiers de l'Amérique Septentrionale;*

Par MM. de Perthuis, J. Corréa-de-Serra et Cels.

Pour bien juger du mérite d'un projet, il faut, ce semble, examiner l'utilité de l'objet, la justesse des moyens que l'on propose, et la proportion entre les dépenses nécessaires et les profits certains. C'est d'après le degré d'évidence de ces données qu'on peut en porter un jugement fondé.

Le mémoire de M. *Michaux* est si riche en faits, et ces faits sont si liés et si simplement exposés, qu'il est impossible d'en faire un extrait, car le mémoire lui-même n'est qu'un extrait de ce que son auteur a vu et observé dans un long séjour et bien des voyages dans les États-Unis d'Amérique, uniquement occupé de l'objet dont il parle. Nous laisserons donc la partie savante et botanique de son ouvrage, et nous nous bornerons à l'examen de l'utilité de ce qu'il propose, de la justesse des moyens qu'il prétend employer pour atteindre son but, et de la proportion entre les dépenses nécessaires que l'adoption de son plan entraîne, et les profits certains qui doivent en revenir.

Ce n'est pas à la Société d'Agriculture qu'il faut prouver l'utilité qui résulteroit de l'introduction de meilleures espèces d'arbres dans nos forêts, aussi bien que de nouvelles espèces d'arbres, qui permissent de planter des terreins trop mauvais pour que nos arbres forestiers connus puissent y croître avec avantage : le profit en est évident aux yeux de tout le monde. Nous examinerons seulement si l'Amérique du nord peut en effet nous fournir des espèces d'arbres qui puissent augmenter les forêts existantes, ou qui puissent faire mettre en rapport des terreins à présent inutiles.

M. *Thouin*, qui a porté tant de lumières et de réflexion dans les vues d'agriculture, a fait la classification des arbres qui croissent actuellement en France, et il n'a trouvé que trente-sept espèces qui s'élèvent au-dessus de dix mètres (trente pieds). M. *Michaux* en présente quatre-vingt-dix de l'Amérique septentrionale, qui s'élèvent au-dessus de treize mètres (quarante pieds).

De ces trente-sept espèces, dix-huit seulement forment la masse de nos forêts. M. *Michaux* nous en présente cinq fois autant.

De nos dix-huit espèces d'arbres, on peut, à la rigueur, borner le nombre de ceux qui sont propres à la charpente et aux constructions civiles et navales à neuf espèces : les bois de l'Amérique du nord, propres à ces usages, sont au nombre de cinquante-un.

Quoiqu'il y ait en Amérique des contrées dont la latitude est plus méridionale que celle d'aucune partie de la France, on sait pourtant que leur température ne répond pas à celle des parties de l'ancien Continent qui sont sous les mêmes parallèles. Le froid est beaucoup plus grand dans les États-Unis, et il n'y a presque pas d'arbre de ce pays-là qui ne puisse sans effort s'acclimater en France.

Les endroits marécageux de la France ne produisent que des bois de peu de valeur ; les États-Unis possèdent dans de pareils terreins le *cupressus disticha*, le *thyoides*, le *quercus phellos*, l'*acer rubrum*, bois fort utiles et estimables. Les sables arides et les craies stériles de la France ne produisent tout au plus que quelque espèce inférieure de *pinus*; les sables les plus arides, les terreins les plus stériles produisent le *quercus virens*, bois que l'on tient pour incorruptible et d'un grand usage dans les constructions navales. Nous pourrions beaucoup multiplier les exemples, car le mémoire en fournit un grand nombre.

Le moyen que M. *Michaux* propose est très-simple, c'est de l'envoyer aux États-Unis, pour de-là en envoyer les plants et les graines. Les qualités de M. *Michaux* pour un tel emploi sont bien connues; et si l'Administration forestière en aucun temps embrassoit un projet si utile, ce seroit un rare bonheur que de rencontrer, pour l'exécution, un homme dont toute la vie semble n'avoir été qu'une préparation pour bien remplir une telle mission.

Les dépenses nécessaires sont fixées à huit mille francs pendant quelques années. Ce seroit abuser de votre patience, que de nous arrêter à établir le rapport entre cette somme et les profits certains qui doivent résulter de l'exécution de ce plan, tant pour l'augmentation du revenu des forêts existantes, que pour l'établissement de nouvelles forêts dans des endroits à présent incultes.

Nous concluons donc que le projet présenté par M. *Michaux* joint à l'utilité de l'objet la justesse des moyens, et une très-grande modicité de dépense, comparée aux profits incalculables qui doivent en être le résultat.

Extrait du procès-verbal de la Séance de la Société, du 22 Ventose an XIII.

La Société, dans sa séance du 22 Ventose, a adopté le présent rapport, et a décidé qu'il seroit envoyé, avec le Mémoire de M. *Michaux*, à S. E. Monseigneur le Ministre des Finances.

Pour extrait conforme,

SILVESTRE, *Secrétaire.*

TABLEAU

RAISONNÉ des Arbres de treize à quarante mètres (quarante à cent vingt pieds) de hauteur, de l'Amérique Septentrionale, et notamment des États-Unis, qu'on pourroit naturaliser en France avec avantage.

ESPÈCES.	HAUTEUR.	HABITATION.	NATURE Du sol où ils croissent plus particulièrement.	QUALITÉS DU BOIS.	LIEUX De la France où ils doivent être cultivés.
Acer glaucum.	30 à 60 pieds.	Etats du Nord et sur les monts Alleghanys.	Sol montagneux.	Propre à la menuiserie.	Toute la France, excepté le midi.
Acer negundo.	35 à 45 pieds.	Tant dans les Etats du Nord que dans ceux du Sud, mais plus abondamment à l'ouest des Alleghanys.	Sol frais et fertile.	Même usage.	Toute la France.
Acer rubrum.	40 à 60 pieds.	Toutes les parties des Etats-Unis.	Sol humide et quelquefois submergé.	Même usage.	Principalement le nord de la France.
Acer saccharinum.	60 à 80 pieds.	Canada, Etats du Nord, et sur les Alleghanys.	Toute espèce de sol, mais surtout montueux.	Même usage.	Nord de la France.
Aesculus lutea.	60 à 70 pieds.	Sur les Alleghanys, dans les Etats du Sud et du Centre.	Sol riche et profond.	Bois très-léger, point employé.	Nord de la France.
Betula nigra.	Au-dessus de 60 pieds.	Canada et Etats du Nord.	Sol montueux et pierreux.	Bois léger.	Nord de la France.
Betula populifolia.	Au-dessus de 60 pieds.	Canada et Etats du Nord.	Sol graveleux, mais humide.	Bois léger.	Nord de la France.
Betula papirifera.	60 à 70 pieds.	Canada et Etats du Nord.	*Idem.*	Bon bois de menuiserie.	Nord de la France.
Celtis Occidentalis.	70 à 80 pieds.	Tous les Etats-Unis.	Sol frais et fertile.	Bois de menuiserie, mais pas employé.	Toute la France.
Celtis crassifolia.	40 à 50 pieds.	Etats du Nord, mais sur-tout de l'Ouest.	Sol fertile.	Bois léger.	Nord de la France.
Cupressus disticha.	80 à 100 pieds.	Etats du Nord, mais plus abondamment dans ceux du Sud.	Sol bourbeux et souvent submergé, sur le bord des rivières.	Bois léger, fait de belle menuiserie, très-employé pour faire des essentes, et objet d'un grand commerce avec les Colonies.	Tous les marais et lieux très-humides de la France.
Cupressus thioides.	40 à 50 pieds.	Etats du Nord seulement.	Sol bourbeux et aquatique.	Bois léger très-employé, mais moins que le précédent.	Sol analogue.
Diospiros Virginiana.	40 à 50 pieds.	Etats du Nord, et sur-tout du Sud.	Toute espèce de sol, mais pas humide.	Fructifie très-abondamment à 8 et 10 pieds de haut.	Centre et midi de la France.
Fagus castanea.	60 à 80 pieds.	Etats du Nord et sur les montagnes.	Sol pierreux, froid et montueux.	Bois très-employé.	Même exposition que celle de France.
Fagus sylvestris.	60 à 80 pieds.	Etats du Nord, mais sur-tout de l'Ouest.	Sol fertile, sur les bords des rivières.	Bois peu employé, sinon pour le chauffage.	Nord de la France.
Fraxinus quadrangulata.	40 à 45 pieds.	Etats de l'Ouest.	Sol fertile.	Bois très-employé pour le charronnage.	Centre de la France.
Fraxinus platicarpa.	40 pieds.	Etats du Sud.	Sol très-humide.	Bois peu employé.	Lieux humides.
Fraxinus epiptera.	40 à 50 pieds.	Etats du Nord.	Sol frais.	Très-employé pour le charronnage.	Nord de la France.
Gleditsia triacanthos.	40 à 45 pieds.	Etats du Nord, et sur-tout de l'Ouest.	Sol fertile.	Bois élastique.	Nord de la France.
Gleditsia monosperma.	50 à 60 pieds.	Etats du Sud et de l'Ouest.	Sol très-humide.	Bon bois, mais pas employé.	Marais.
Gymnocladus Cana-	40 à 50 pieds.	Canada et Etats de l'Ouest.	Sol riche et profond.	Écorce très-amère, bois...	Nord de la France.

ESPÈCES.	HAUTEUR.	HABITATION.	NATURE Du sol où ils croissent plus particulièrement.	QUALITÉS DU BOIS.	LIEUX De la France où ils doivent être cultivés.
Pinus abies balsamea.	40 à 60 pieds.	Canada et Etats du Nord, sur les montagnes.	Terreins froids et médiocres.	Peu employé.	Nord de la France.
Pinus abies hemlock.	40 à 60 pieds.	Canada et Etats du Nord.	Même sol que le précédent.	On en fait des planches.	Nord de la France.
Pinus larix Americana.	60 à 70 pieds.	Canada et Etats du Nord.	Terreins humides.	Même usage.	Nord de la France.
Platanus Occidentalis.	60 à 100 pieds.	Etats du Nord et de l'Ouest.	Terreins frais et fertiles.	Bois de Menuiserie.	Nord de la France.
Populus deltoïdes, Caroliniana, heterophilla, nigra, balsamifera.	Au-dessus de 50 pieds.	Tant dans les Etats du Nord que dans ceux du Sud.	Sol frais et humide.	Bois léger.	Nord de la France.
Prunus cerasus.	40 à 60 pieds.	Tous les Etats-Unis.	Terreins frais et montueux.	Bois d'ébénisterie.	Nord de la France.
Quercus obtusiloba.	40 pieds.	Etats du Centre, mais plus abondamment au Sud.	Terres sablonneuses, parmi les pins.	Excellent bois de charronnage.	Toute la France.
Quercus macrocarpa.	60 à 80 pieds.	Etats de l'Ouest.	Sol fertile.	Bois de charpente.	Toute la France.
Quercus alba.	70 à 80 pieds.	Tous les Etats-Unis.	Toute espèce de sol, sinon trop humide ou sablonneux.	Bois de construction très-estimé.	Toute la France.
Quercus lyrata.	70 à 80 pieds.	Etats du Midi.	Sol très-humide.	Très-bon bois.	Sol analogue.
Quercus prinus palustris.	80 à 100 pieds.	Etats du Midi.	Sol frais et fertile.	Très-bon bois de charpente (on en fait des balais.)	Toute la France.
Quercus prinus acuminata.	50 à 60 pieds.	Etats du Nord.	Sol inégal et de médiocre qualité.	Bon bois de charpente.	Toute la France.
Quercus prinus monticola.	50 à 60 pieds.	Etats du Nord.	Sol montueux et rocailleux.	Excellent bois, très-estimé.	Toute la France.
Quercus prinus velutina. Nouvelle espèce.	70 à 80 pieds.	Etats du Nord.	Sol très-humide.	Très-bon bois; on en fait des essentes.	Toute la France.
Quercus Holstonia. Nouvelle espèce.	40 à 50 pieds.	Etats de l'Ouest.	Sol montueux.	Bois de charpente.	Toute la France.
Quercus Pensylvanica. Nouvelle espèce.	40 à 45 pieds.	Etats du Centre.	Sol frais.	*Idem.*	
Quercus aquatica.	50 à 60 pieds.	Etats du Midi.	Sol humide.	Bois peu employé.	Midi de la France.
Quercus virens.	35 à 40 pieds.	Etats du Midi.	Sol sec et sablonneux.	Bois réputé incorruptible, très-pesant, fort employé pour les navires.	Midi de la France.
Quercus phellos (chêne-saule).	45 à 50 pieds.	Etats Méridionaux.	Sol humide et souvent submergé.	Bon bois, mais pas employé.	Centre de la France.
Quercus imbricaria.	40 à 45 pieds.	Etats de l'Ouest.	Sol fertile.	Sert à faire des essentes.	Centre de la France.
Quercus tinctoria (quercitron).	70 à 80 pieds.	Etats du Nord et de l'Ouest.	Sol graveleux et montueux.	Bois de charpente.	Toute la France.
Quercus falcata.	75 à 80 pieds.	Etats du Nord, mais plus abondamment au Sud.	Sol frais et de bonne qualité.	Bon bois de charpente; son écorce très-estimée pour tanner.	Toute la France.
Quercus triloba.	40 à 50 pieds.	Etats du Nord.	Sol graveleux.	Employé de préférence pour le chauffage.	*Idem.*

Diospiros Virginiana.	40 à 50 pieds.	Etats du Nord, et sur-tout du Sud.	Toute espèce de sol, mais pas humide.	Fructifie très-abondamment à 8 et 10 pieds de haut.	Centre et midi de la France.
Fagus castanea.	60 à 80 pieds.	Etats du Nord et sur les montagnes.	Sol pierreux, froid et montueux.	Bois très-employé.	Même exposition que celle de France.
Fagus sylvestris.	60 à 80 pieds.	Etats du Nord, mais sur-tout de l'Ouest.	Sol fertile, sur les bords des rivières.	Bois peu employé, sinon pour le chauffage.	Nord de la France.
Fraxinus quadrangulata.	40 à 45 pieds.	Etats de l'Ouest.	Sol fertile.	Bois très-employé pour le charronnage.	Centre de la France.
Fraxinus platicarpa.	40 pieds.	Etats du Sud.	Sol très-humide.	Bois peu employé.	Lieux humides.
Fraxinus epiptera.	40 à 50 pieds.	Etats du Nord.	Sol frais.	Très-employé pour le charronnage.	Nord de la France.
Gléditsia triacanthos.	40 à 45 pieds.	Etats du Nord, et sur-tout de l'Ouest.	Sol fertile.	Bois élastique.	Nord de la France.
Gléditsia monosperma.	50 à 60 pieds.	Etats du Sud et de l'Ouest.	Sol très-humide.	Bon bois, mais pas employé.	Marais.
Gymnocladus Canadensis (bonduc).	40 à 50 pieds.	Canada et Etats de l'Ouest.	Sol riche et profond.	Écorce très-amère, bois. . .	Nord de la France.
Gordonia lasyanthus.	50 à 60 pieds.	Etats du Sud.	Sol frais et humide.	Bois léger, peu employé; écorce propre à la teinture.	Midi de la France.
Juglans, seize espèces.	Dix de 40 à 60 pieds, et six de 60 à 100 pieds.	La presque totalité se trouve dans les Etats du Nord.	Les uns dans des terreins fertiles, les autres dans des endroits pierreux ou très-humides.	La majorité offre des qualités de bois si estimés, qu'ils sont préférés aux chênes.	Toute la France, mais sur-tout le Nord.
Laurus sassafras.	40 à 45 pieds.	Tous les Etats-Unis, mais sur-tout le Midi.	Toute espèce de sol, mais pas humide.	Assez bon bois, mais pas employé.	Centre et midi de la France.
Liquidambar styracyflua.	70 à 80 pieds.	Tous les Etats-Unis.	Toute espèce de sol, mais vient mieux dans un terrein frais et bon.	Point employé, parce qu'il se tourmente trop.	Toute la France.
Liriodendron tulipifera.	70 à 100 pieds.	Tous les Etats-Unis, mais plus rare au Sud.	Sol fertile, mais frais.	Assez employé, bois léger.	Nord de la France.
Magnolia acuminata.	60 à 80 pieds.	Sur les Alleghanys, dans les Etats du Centre.	Sol frais, fertile et montueux.	Bois léger, pas employé.	Nord de la France.
Magnolia grandiflora.	70 à 80 pieds.	Partie basse des Etats du Sud.	Sol frais et fertile.	Bois léger, pas employé.	Midi de la France.
Morus rubra.	40 à 50 pieds.	Etats du Nord et de l'Ouest.	Sol frais et fertile.	Bon bois de menuiserie.	Nord de la France.
Nyssa angulisans.	60 à 80 pieds.	Etats du Sud.	Sol très-humide.	Bois léger et très-spongieux, point employé.	Midi de la France.
Nyssa montana.	40 à 50 pieds.	Tous les Etats-Unis.	Sol très-humide.	Peu employé.	Toute la France.
Pinus palustris.	40 à 60 pieds.	Partie maritime des Etats du Sud.	Sol sablonneux, pays plat.	Très-employé pour faire les clôtures.	Midi de la France.
Pinus Canadensis.	50 à 60 pieds.	Etats du Nord et du Sud.	Sol graveleux et peu fertile, etc.	Très-employé pour faire des planches dans les Etats du Nord.	Nord de la France.
Pinus tæda.	Même hauteur.	Même pays.	*Idem.*	*Idem.*	Nord de la France.
Pinus strobus.	80 à 100 pieds.	Canada et Etats du Nord.	Sol montueux et bords escarpés des rivières.	D'un très-grand usage pour planches et pour mâts de navire.	Nord de la France.

Quercus Horizontalis. Nouvelle espèce.	40 à 50 pieds.	Etats de l'Ouest.	Sol montueux.	Bois de charpente.	Toute la France.
Quercus Pensylvanica. Nouvelle espèce.	40 à 45 pieds.	Etats du Centre.	Sol frais.	*Idem.*	
Quercus aquatica.	50 à 60 pieds.	Etats du Midi.	Sol humide.	Bois peu employé.	Midi de la France.
Quercus virens.	35 à 40 pieds.	Etats du Midi.	Sol sec et sablonneux.	Bois réputé incorruptible, très-pesant, fort employé pour les navires.	Midi de la France.
Quercus phellos (chêne-saule).	45 à 50 pieds.	Etats Méridionaux.	Sol humide et souvent submergé.	Bon bois, mais pas employé.	Centre de la France.
Quercus imbricaria.	40 à 45 pieds.	Etats de l'Ouest.	Sol fertile.	Sert à faire des essentes.	Centre de la France.
Quercus tinctoria (quercitron).	70 à 80 pieds.	Etats du Nord et de l'Ouest.	Sol graveleux et montueux.	Bois de charpente.	Toute la France.
Quercus falcata.	75 à 80 pieds.	Etats du Nord, mais plus abondamment au Sud.	Sol frais et de bonne qualité.	Bon bois de charpente; son écorce très-estimée pour tanner.	Toute la France.
Quercus triloba.	40 à 50 pieds.	Etats du Nord.	Sol graveleux.	Employé de préférence pour le chauffage.	*Idem.*
Quercus palustris.	40 à 50 pieds.	Etats du Nord.	Sol très-humide.	Bois de chauffage.	*Idem.*
Quercus rubra.	80 à 100 pieds.	Etats du Nord.	Sol graveleux et montagneux.	Bois de charpente estimé; écorce estimée pour les tanneurs.	*Idem.*
Robinia pseudo-acacia.	55 à 60 pieds.	Etats du Nord et sur les montagnes.	Sol inégal et graveleux.	Bois très-estimé, réservé dans les défrichemens.	*Idem.*
Thuya Occidentalis.	45 à 50 pieds.	Canada et Etats du Nord.	Sol graveleux.	Bois de charpente, réputé incorruptible.	Nord de la France.
Tillia Americana.	40 à 50 pieds.	Etats du Nord.	Sol frais.	Bois léger, point employé.	Nord de la France.
Ulmus fulva.	60 à 70 pieds.	Etats du Centre et de l'Ouest.	Sol graveleux.	Bois très-employé.	Toute la France.
Ulmus Americana.	Même hauteur.	Etats du Nord.	Sol inégal.	Bois très-employé.	Toute la France.
Corypha palma.	40 à 50 pieds.	Etats du Sud.	Sol sablonneux, bord de la mer.	Employé pour digues.	Exposition analogue.

Arbres de huit à treize mètres (vingt-cinq à quarante pieds), dont le bois est très-bon et fort employé.

Juniperus Virginiana.	25 à 35 pieds.	Etats du Nord, mais plus abondamment au Sud.	Sol sec, sablonneux, et sur les rochers calcaires.	Bois très-estimé pour la construction.	Centre, et sur-tout midi de la France.
Cornus Florida.	25 à 40 pieds.	Tous les Etats-Unis.	Sol graveleux et montueux, le dessous des forêts.	Bois de charronnage très-estimé.	Toute la France.
Carpinus Americana.	Même hauteur.	Tous les Etats-Unis.	Même sol.	Bon bois, moins estimé que le précédent.	Toute la France.

Nota. Le nombre total de ces arbres est de quatre-vingt-dix, composé principalement de vingt espèces de chênes, seize de noyers, sept d'arbres résineux, cinq de peupliers, trois de bouleaux, quatre d'érables, trois frênes, deux cyprès, deux ormes, deux nyssa, deux gleditsia, trois magnolia, deux micocouliers, et le reste appartenant à des genres particuliers.
De ces quatre-vingt-dix arbres, trente s'élèvent de 60 à 100 pieds, cinquante-sept de 40 à 60 pieds; plus, trois espèces ajoutées à cause de l'excellente qualité de leur bois, dont la hauteur est de 25 à 40 pieds.

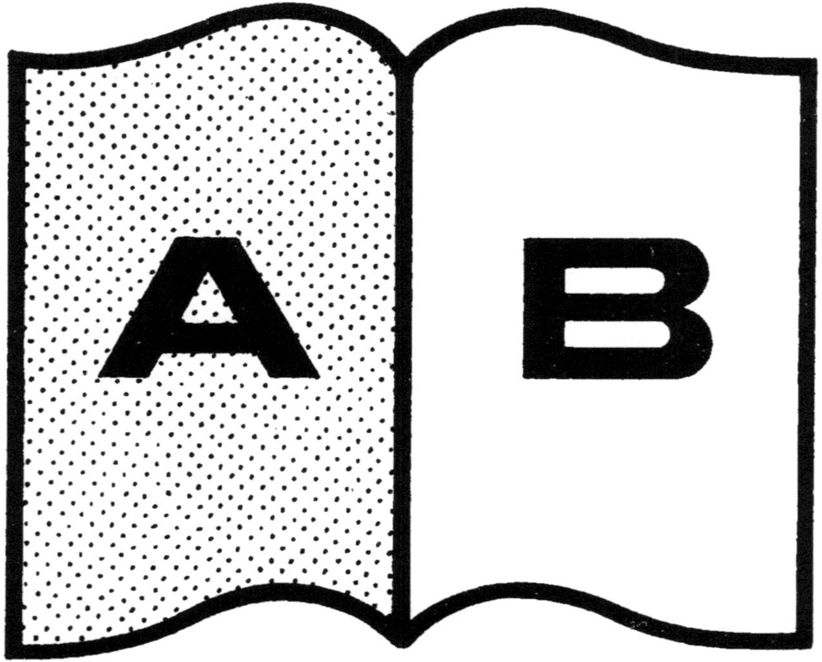

Contraste insuffisant

NF Z 43-120-14

www.ingramcontent.com/pod-product-compliance
Ingram Content Group UK Ltd.
Pitfield, Milton Keynes, MK11 3LW, UK
UKHW012118240726
13965UKWH00005B/1830

9 782013 431002